DOCTEUR REYMONDON

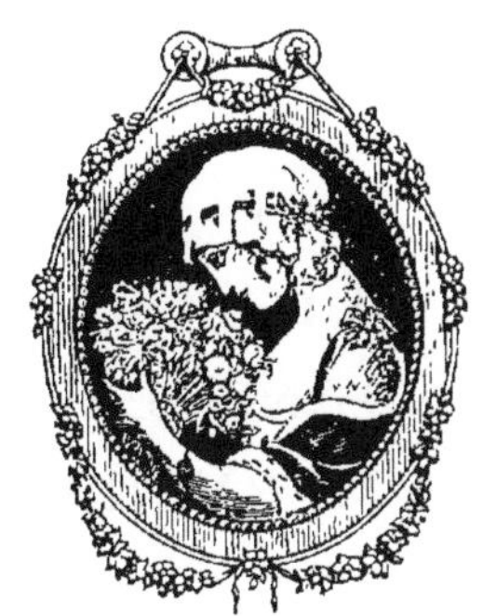

CARNET DE BEAUTÉ

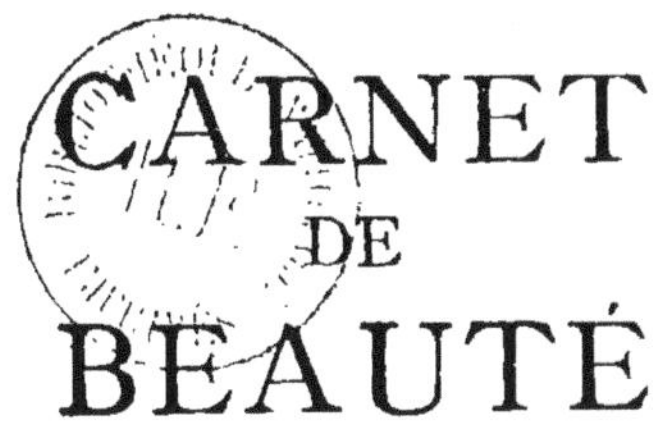

Prix : 1 Franc

:: ÉDITÉ PAR ARYS ::

3, RUE DE LA PAIX -:- PARIS

PARFUMS EN VOGUE

UN JOUR VIENDRA :: ::

FOX-TROT :: :: :: ::

PARLEZ-LUI DE MOI :: ::

PREMIER OUI :: :: :: ::

L'AMOUR DANS LE CŒUR

L'ANNEAU MERVEILLEUX ::

EN FERMANT LES YEUX ::

FAISONS UN RÊVE :: ::

FAITES-LUI MES AVEUX ::

UN JARDIN LA NUIT :: ::

VOULOIR C'EST POUVOIR

(parfum du gentleman)

NOTEZ que :

Les **SACHETS TEINDELAIT** conservent la jeunesse des tissus. La femme vraiment élégante ne saurait s'en passer pour la toilette du visage.

Les **LAITS TEINDELYS** et **TEINDELAIT** évitent le luisant de la peau, remédient à la flaccidité des tissus.

En vous couchant, vous devez vous frictionner avec l'*Eau Teindelait*.

Carnet de Beauté

DU

DR REYMONDON

Ancien Médecin-Chef de l'Hôtel-Dieu de Chambéry

*" Les femmes tiennent à leurs agréments
encore plus qu'à leurs passions. "*

Mme DE STAËL.

QUATRIÈME ÉDITION

Prix : 1 franc

ÉDITÉ PAR

ARYS, 3, Rue de la Paix, PARIS

1920

TABLE DES MATIÈRES

PRÉFACE

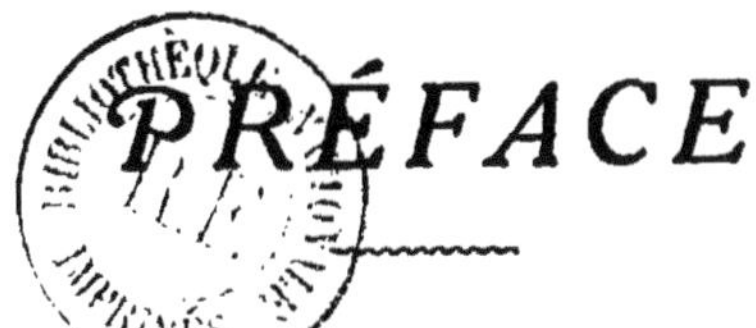

LES raffinements de notre civilisation tendent à augmenter les charmes natifs de la femme : on peut le constater par la vogue incessante des « produits de beauté ». L'hygiéniste a le devoir de mettre en garde le sexe faible contre les produits QUELCONQUES de la parfumerie vulgaire et de lui faire connaître une série rationnelle, bien adaptée à tous les cas possibles et incapable d'exercer la moindre action nocive pour le présent ou d'hypothéquer lourdement l'avenir, ainsi que cela arrive souvent avec les artifices du maquillage moderne.

Tel a été le but poursuivi par ARYS qui, aidé des consultations les plus compétentes, a édifié la véritable parfumerie, celle qui ne se contente pas de vous rajeunir momentanément, mais assure, par l'activité vitalisée de ses produits spéciaux, la conservation de cet inestimable bien, la Jeunesse !

> Ange plein de beauté, connaissez-vous les rides,
> Et la peur de vieillir, et ce hideux tourment
> De lire la secrète horreur du dévouement
> Dans des yeux où longtemps burent nos yeux avides (1) ?

(1) BAUDELAIRE.

Aussi la femme qui emploiera les produits ARYS *rassurera-t-elle les regards les plus difficiles et n'excitera-t-elle aucun soupçon. Sa vie sera un hymne de gratitude à ceux qui ont su lui épargner les soucis et les tristesses causées par les offenses du temps à sa beauté. Elle puisera sans cesse, dans l'arsenal cosmétique qui lui est offert, le confort et l'agrément les plus intensifs. Le grand art pour la femme est* **de paraître sans art** *et la grâce est d'autant plus touchante qu'elle est appuyée par le bon goût. Il est incroyable de voir combien de personnes enlaidissent leurs traits parfois charmants, à force de fards et de maquillage de mauvais aloi. Ce n'est pas sans peine qu'elles plaisent moins, ainsi que le disait le grand moraliste.*

La femme parfumée et poudrée suivant ARYS, *la femme soignant son corps d'après les judicieux conseils de notre* **Carnet de Beauté**, *est certaine d'emporter avec elle, à son insu, un charme enivrant et ravissant par une insinuation lente.*

Le désir de plaire naît, chez la femme, avant le besoin d'aimer et survit, chez elle, pendant toute l'existence. Conserver et augmenter sa beauté, « ajouter le parfum au charme de la rose », fournir à nos adeptes le **critérium** *de distinction : voilà ce que nous nous proposons, dans les pages qui vont suivre, où se trouvent sélectionnés les meilleurs conseils pratiques pour la beauté féminine.*

Dr REYMONDON.

CHAPITRE PREMIER

◦◦◦◦

De la Beauté chez la Femme

LA mission éternelle de la femme est d'être belle, afin d'être aimée. Rien n'est plus utile à connaître et à méditer que les préceptes pratiques destinés à fortifier et à ennoblir la grâce et le charme du sexe féminin. Dès l'âge le plus tendre, les mères ont le devoir (devoir bien doux) de soigner, chez leurs fillettes, la santé générale, d'éloigner d'elles l'anémie, le lymphatisme, le rachitisme, antagonistes de la beauté; de surveiller les imperfections de la peau, les modalités de l'attitude corporelle, le développement de la poitrine, la croissance des cheveux, la santé des dents, des yeux, des oreilles.

La beauté est, assurément, une fleur éphémère et fragile; mais l'art de l'hygiène est actuellement en possession de nombreux secrets, modificateurs ou correctifs, destinés à fixer, dans la mesure du possible, la mobilité esthétique propre au beau sexe, et d'harmoniser, en quelque sorte, les divers attraits plastiques. La perfection intelligible par la forme, tel est le programme à remplir; mais il importe d'avoir toujours à l'esprit cet axiome que *la beauté sans la grâce n'est qu'une fleur dénuée de parfum.*

Une remarque que vous avez toutes pu faire, Mesdames, c'est que les plus frais visages sont ceux dont la vulnérabilité est la plus grande. Sur eux, comme à plaisir, retentissent et se reflètent les menus incidents de la vie quotidienne. C'est lorsqu'on a affaire à des teints délicats qu'il faut surtout veiller à l'emploi habituel de préparations de toilette vraiment scientifiques et strictement conformes à l'hygiène moderne. On ne saurait croire, par exemple, combien un savon mal préparé, trop alcalin, trop chimiquement parfumé, devient capable d'attaquer, de corroder même, la fleur veloutée de l'épiderme et de compromettre (parfois pour toujours) cette onctuosité naturelle aux cellules vivantes de nos téguments, prestigieux patrimoine de joliesse et de juvénilité faciales.

La jeunesse, comme l'a définie le poète, est le plus·charmant des mensonges : il faut donc tout faire pour la retenir et pour éloigner du visage la maturité qui a vite fait de grossir les moindres imperfections et de les rendre saillantes.

Un bon moyen de conserver cette jouvence physionomique dont nous parlons, consiste à aguerrir le teint contre les brutalités injurieuses de l'atmosphère, en conseillant, matin et soir, de courtes et légères *ablutions alternées* avec de l'eau bien chaude (55°) puis froide (8°) : en ajoutant à cette dernière un cinquième d'*Eau Tcindclys* (une cuillerée à bouche pour quatre cuillerées d'eau), vous arriverez à amortir presque tous les réflexes circulatoires hostiles à la beauté du visage.

L'abus (et parfois même le simple usage) de certaines préparations dites *de beauté*, nuit souverainement à la peau par une activité beaucoup trop mordante, qui ne tarde pas à atrophier son velouté naturel, à élargir les pores, à accentuer les rougeurs et les luisances. La plupart des fards parcheminent et marquent plus ou moins profondément la peau, surtout depuis qu'on a pris l'habitude néfaste de les colorer avec des matières tinctoriales retirées de la houille. Aussi, avec quelle promptitude les artistes et les « professionnal beautys » se débarrassent de ces artifices dès qu'ils en ont la possibilité ! C'est un besoin, une obsession.

Et nous ne parlons pas de ces laquages et émaillages adhésifs réalisés à l'aide de substances gélatineuses ou gommo-résineuses. Nous ne disons rien des crèmes à base d'oxydes minéraux, des eaux de toilette au sublimé, des teintures, fautrices d'eczéma, des extraits capillaires qui s'enflamment ou qui attaquent le cuir chevelu par la vésication cantharidienne. En dépit de la guerre faite aux produits toxiques de la parfumerie et bien que les sels métalliques soient depuis quelques années *boycottés* par les laboratoires municipaux, on ne compte plus les accidents quotidiennement causés par les spécialistes du cabinet de toilette. La femme paie souvent bien cher une confiance trop facile, une croyance trop ingénue aux promesses de la réclame !

Méfions-nous donc toujours des produits cosmétiques non

éprouvés. Peu importe les prix des fards, poudres, savons, teintures : ils ne prouvent pas, par leur élévation, leur innocuité. Le journal *The Lancet*, de Londres, rapporte le cas d'une jeune fille de 21 ans, confinée au lit trois semaines par de violentes douleurs de ventre, avec crampes des membres inférieurs, teint jaune, sensibilité du foie. On croyait à une appendicite, à une hépatite, lorsqu'une paralysie des mains et un liséré spécial aux gencives mirent sur la voie du saturnisme (empoisonnement par le plomb). Les médecins découvrirent que la victime usait habituellement d'une poudre de riz à base de plomb et achetée fort cher. Cette poudre de riz était surtout riche en céruse, et son abandon mit rapidement fin à tous les accidents.

Aux États-Unis, on opère souvent, pour calculs ou pour obstruction de l'abdomen, des personnes teignant leurs cheveux au plomb. En France, on a relaté aussi de nombreux accidents par divers cosmétiques conseillés pour le teint et les cheveux.

ARYS a établi des fards comprimés secs, des fards en poudre, des fards liquides et des fards gras dont la composition est de nature à écarter sans risque possible tous ces inconvénients.

ooOOOoo

<h1 style="text-align:center">CHAPITRE II</h1>

oooo

Hygiène Générale de la Peau

LA difficulté, pour l'art du parfumeur, est d'embellir véritablement la peau, tout en respectant (et même en favorisant, au besoin) le parfait fonctionnement de cet organe d'excrétion, de respiration, de sécrétion et d'absorption. La femme soucieuse de sa santé se méfiera comme de la peste de tous ces produits qui, sous promesse d'embellissement, sont capables d'entraver le bon fonctionnement de la peau, cette vaste enveloppe vasculaire et nerveuse, et de mettre obstacle au jeu régulier de notre grande soupape de sûreté organique.

L'eau est le détersif naturel des téguments et joue le meilleur rôle, le rôle prépondérant, dans le bon fonctionnement de la peau. L'eau froide convient surtout aux peaux sèches et pendant la saison hivernale; l'eau chaude aux peaux grasses et pendant la saison d'été. Pour nettoyer activement les impuretés cutanées, rien ne vaut la mousse émulsionnée d'un savon irréprochable : elle entraîne les souillures épidermiques les plus tenaces et l'on sait que le chirurgien qui, sous peine de vie ou de mort, doit opérer *aseptiquement*, n'a jamais pu se passer de savon au cours de ses pratiques scientifiques.

Pour ce qui concerne la beauté de la femme, il faut se méfier des savons trop alcalins, et adopter les *Savons Teindelys* ou *A rys*, qui décapent merveilleusement les peaux les plus grasses et les plus salissantes et effacent les rugosités de la vieillesse dermique, aussi bien que les efflorescences boutonneuses et desquamantes de la jeunesse, tout en excitant la nutrition normale du corps muqueux et du tissu cellulaire qui font partie intégrante du tégument.

A côté de ces savons de haut luxe, il convient de citer également le *Savon Mélorys*.

Le *Bain Teindelys* (1) est une précieuse conquête pour la femme. Il a été combiné de telle manière, qu'il remédie à la disposition sèche et écailleuse de la peau, en même temps qu'à ses sécrétions et éruptions grasses, à ses prurits, à ses transpirations excessives. C'est le reconstituant par excellence des chairs molles et l'ennemi juré des troubles du lymphatisme. Il est créateur de beauté — *calligène* — au premier chef.

Lorsque des vergetures disgracieuses ont fait éclater les fibres du derme, lorsqu'on constate une fâcheuse distension dans les mailles des tissus cutanés ou des craquelures de l'épiderme, on pratiquera avec les deux mains, une onction sur les régions inégales, décolorées ou sensibles, avec la *Crème Teindelys*, au sortir même du bain.

Le *Bain Teindelys* ragaillardit l'ensemble du corps, donne une mine avenante et prospère, favorise la motilité ou facilité de se

(1) Demander la notice détaillée sur les *Produits Teindelys*, qu'*Arys* envoie gratis et franco sur simple demande.

mouvoir et la résistance à la fatigue et fait régner, dans l'économie entière, une sensation de bien-être due au rajeunissement des échanges cellulaires et à l'augmentation de la capacité oxydante des globules. Il ne se contente pas de tonifier et de rafraîchir la peau, il active, en outre, la force musculo-nerveuse et favorise la régularité des fonctions spéciales à la femme, dont il raffermit les organes les plus précieux. L'action dynamique du *Bain Teindelys* fournit, à peu de frais, des succès analogues à ceux des meilleurs bains thermo-minéraux : une peau à la fois douce et tonifiée, la disparition des courbatures et douleurs musculaires ou névralgiques, chez les arthritiques; l'action fondante et résolutive chez les lymphatiques et les obèses; la régularisation de l'activité organique chez les neurasthéniques, les convalescents, les rhumatisants ou goutteux héréditaires.

En restituant à l'épiderme un velouté et une blancheur incomparables, le *Bain Teindelys* combat l'atonie des chairs sousjacentes; sédatif et raffermissant, il resserre les pores de la peau, atténue les sécrétions anormales, efface le diamètre des vaisseaux capillaires (varicosités) et stimule les fonctions régénératrices des téguments. Il abandonne à la peau une odeur naturelle des plus distinguées. En cas de peaux très sèches ou écailleuses (ichtyose ou kératose), on pourra compléter l'action du bain en frictionnant la peau avec l'*Eau Teindelys* et en la massant avec la *Crème Teindelys*. Lorsqu'on veut, au contraire, obtenir une action fortement astringente et faire contracter les fibres musculaires lisses du derme, nous conseillons, au sortir du bain, l'emploi du *Vinaigre Mélorys* pur ou trempé d'eau sur la serviette. Il en sera question plus loin. Après le bain, il est excellent aussi, surtout pour les personnes grasses, sujettes à se couper, de se poudrer au *Pulvélys* qui est une poudre neutre végéto-minérale, spécialement établie pour la toilette. La transpiration des mains et des pieds, les divers suintements acides ou malodorants sont efficacement neutralisés par le *Pulvélys*. Dans ces derniers cas, il est bon d'exercer sur la peau des frictions au *Pulvélys* pour faire pénétrer les utiles principes de cette préparation.

CHAPITRE III

oooo

Hygiène du Teint

Au visage, la finesse des tissus, leur grande vascularité, l'irrégularité des surfaces, leur riche innervation et surtout leur exposition permanente aux injures de l'atmosphère, font du teint l'élément fragile par excellence de la beauté féminine.

Pour être agréable, le teint doit nous offrir une carnation vigoureuse et bien vivante, rosée et blanche, fraîche et veloutée, avec une peau mince et délicate. Les lotions aqueuses régulières débarrasseront le teint de toutes ses impuretés, en rétablissant la circulation locale et assurant la nutrition des tissus dermiques.

Les peaux épaisses, luisantes, jaunâtres, dont les pores sont largement ouverts, sont beaucoup plus sujettes à s'infecter par les germes microbiens : de là, les éruptions diverses d'acné (ces clous en miniature), les points noirs, les érythèmes et les diverses variétés d'eczémas. Gardez-vous, mesdames et mesdemoiselles, de taquiner ces éruptions par des ouvertures ou des pressions répétées. Au lieu d'améliorer votre peau, vous l'excoriez et l'infectez davantage, grâce à ces déplorables manies. Sans le grattage, que de dermatoses prétendues graves demeureraient absolument insignifiantes !

Les personnes au teint gras doivent faire la toilette du visage avec l'eau bouillie ramenée à 55° et la mousse des *Savons Teindelys* ou *Arys*. La peau étant séchée, on passera ensuite un peu d'*Eau Teindelys* pure ou coupée d'eau.

Les *Savons Teindelys* ou *Arys*, dont l'alcalinité est suffisante pour dégraisser la peau, ne s'hydrolysent jamais au point de la lessiver et de la rendre sèche, rugueuse et ridée, comme le font maints savons bien connus et même célèbres, moussant bien grâce à l'huile de coco. Ces savons ne contiennent pas trace de cette huile : ils sont constitués par un mélange de produits raffinés et de graisses supérieures, auxquels on incorpore une base dûment neutralisée. Leur mousse crémeuse convient aux peaux les plus sensibles : doucement onctueuse et comme cireuse, elle représente le savon véritablement *dermophile*, c'est-à-dire ami de la peau, garant de sa beauté et de sa vitalité, rajeunissant de l'épiderme, qu'il adoucit et solidifie en même temps, au lieu de le macérer et de le relâcher comme le font ses congénères. Ajoutons (ce qui ne gâte rien) que l'écume balsamique des *Savons Teindelys* et *Arys* exhale de délicieuses senteurs.

Les expériences célèbres du professeur Ranvier ont prouvé que l'épiderme, ce glacis superficiel de la peau, est constitué par une sorte de cire, que recèlent des utricules translucides ; vaste vernis protecteur se prolongeant dans les glandes pileuses, sudorales et sébacées, dans le tissu des ongles et l'émail des dents, qui ne sont que des épidermes transformés suivant leur sphère d'activité. Il était donc nécessaire de trouver, sous la forme à la mode d'une crème de beauté, une préparation adéquate à la texture microscopique de l'épiderme, afin d'obvier à sa dessiccation, de diminuer sa susceptibilité aux intempéries saisonnières, ainsi que sa facilité congestive. Cette crème spéciale devait concourir, pour cela, au parfait rétablissement des sécrétions régulières capables d'assurer et d'accroître la résistance épidermique.

La *Crème Teindelys* répond étroitement à ces difficiles *desiderata*. Constituée par un excipient nouveau destiné à abolir complètement l'usage des graisses pour la face, la *Crème Teindelys*, aseptique, inaltérable, présente une blancheur, une onctuosité et une homogénéité parfaites, ainsi qu'un parfum des plus suaves.

Grâce à son état d'extrême dissociation moléculaire et de division infinitésimale, la *Crème Teindelys*, étendue en légères couches puis essuyée avec un linge fin, remédie merveilleusement à la sécheresse et à la tension de la peau, qu'elle assouplit et rajeunit. C'est la préparation de ce genre qui pare le plus efficacement au défaut de contractilité, à l'atonie et au relâchement des tissus du visage.

La *Crème Teindelys* est un véritable *nutriment cutané*. Elle a un pouvoir décongestif et régularisateur de la circulation dans les vaisseaux capillaires, ce qui explique ses heureux résultats dans la couperose.

En friction un peu prolongée, la *Crème Teindelys* se diffuse sur la peau, s'y absorbe entièrement, s'y incorpore d'une manière absolument invisible. Elle ne forme jamais d'enduits qui bouchent les pores et entraînent une perturbation dangereuse dans les sécrétions cutanées. Elle est, d'ailleurs, si foncièrement soluble dans l'eau qu'un simple lavage en fait disparaître aisément toute trace. Jamais aucune irritation, jamais aucune imperméabilisation ne succèdent à son emploi, même exagéré. Les *Poudres Teindelys* ou *Arys* (infiniment supérieures aux poudres de riz du commerce), complètent la *Crème* et sont fondées sur la même théorie scientifique des soins rationnels à donner au visage et de l'hygiène du teint. Elles sont la seule toilette invisible et nutritive de la peau, dont elles balaient toutes les imperfections, remédiant aux rides et aux dilatations et remplissant merveilleusement les creux, stigmates des années de souffrance. La *Crème Teindelys* et les *Poudres Teindelys* ou *Arys* dotent, en toute certitude, le visage d'une fascinante jeunesse, en empêchant l'étoffe cutanée la plus délicate de se chiffonner ou de se flétrir.

A côté du savon et de la crème, nous devons dire ici quelques mots du *Mélorys*, vinaigre de toilette parfait, riche en principes balsamo-antiseptiques. Le *Vinaigre Mélorys* possède, au plus haut degré, sous une forme olfactive des plus *select*, un pouvoir anti-miasmatique, neutralisateur des éléments délétères, qui justifie son emploi pour assainir et purifier l'atmosphère, sous forme de pulvérisations ou de vaporisations à chaud. Mais le *Vinaigre Mélorys* a aussi ses applications sur la peau : employé pur, il donne d'excellents résultats contre les piqûres d'insectes, etc.

Appliqué en compresses, il atténue les conséquences des contusions, foulures, entorses, et prévient les engelures non ulcérées. Étendu d'eau, c'est un topique de haute valeur contre les démangeaisons, les transpirations profuses, qu'il modère et désodorise agréablement, en restituant à la peau ses propriétés physiologiques. Grâce à lui, les produits de la fermentation putride se neutralisent et il se fait par son contact une active absorption des gaz ammoniacaux et autres, émis sans cesse par certaines peaux.

Étudions maintenant les diverses imperfections cutanées, non pas en tant que maladies de peau proprement dites (qui sont du ressort exclusivement médical), mais envisagées sous le rapport de la beauté féminine.

La fréquente exposition au soleil lèse singulièrement les teints délicats et sème, principalement sur les peaux transparentes des blondes et des rousses, les ferments de la laideur et de la déchéance. Toutes les femmes maudissent les taches de rousseur, que l'on acquiert si aisément à la campagne et à la mer. Il s'agit, parfois, d'un hâle uniforme, parfois de lentilles brunâtres, plus ou moins accentuées, sur le front, les joues, le nez, les mains. On peut prévenir, jusqu'à un certain point, ces méfaits de Phébus, en arborant des chapeaux à larges bords avec de longues voilettes et de vastes ombrelles. La couleur mauve, violette ou bleu pâle est celle qu'il faut choisir pour absorber les rayons du spectre solaire les plus dangereux pour l'intégrité de la peau.

Les personnes qui souffrent des poumons et du cœur, celles qui abusent des médications ferrugineuses et arsenicales et des cachets contre la migraine, sont notoirement prédisposées à cette maculation du teint. Le *masque* de la grossesse rentre aussi dans le cadre des mêmes altérations par excès de pigments.

Il faut éviter de sortir au grand air sans avoir préalablement activé la circulation de la peau du visage par le *Vinaigre Mélorys*, puis s'être massé la peau avec la *Crème Teindelys*, que l'on recouvre ensuite d'un nuage de *Poudre Teindelys* ou *Arys*. Lorsque les taches de rousseur sont constituées, comme elles sont situées sous l'épiderme, on ne saurait les déloger sans une desquamation, c'est-à-dire sans faire peau neuve. Mais on se méfiera des préparations irritantes, mercurielles, toxiques, à base de sublimé, et l'on adoptera exclusivement le *Lait Teindelys*.

Comme pendant des taches de rousseur, nous avons la décoloration de la peau par places, ou *vitiligo*, état assez rebelle de la peau, fréquent surtout au cou et englobant parfois les cheveux dans leur zone d'albinisme; on obtiendra d'excellents résultats avec les lotions pures de *Vinaigre Mélorys*.

Les *points noirs* de la peau appartiennent à une variété d'acné (ponctuée) qui est bien un *point noir* dans l'existence des coquettes. On les traite en nettoyant soigneusement la peau par les *Savons Teindelys* ou *Arys* utilisés avec une infusion très chaude de pimprenelle. Après ce lavage, on passe, en friction froide, sur un peu d'ouate hydrophile, l'*Eau Teindelys*, afin de réveiller l'activité expulsive des glandes sébacées oblitérées et de favoriser la rénovation parfaite des tissus, avec le resserrement des pores trop élargis. Grâce à sa puissante synergie de concentration, l'*Eau Teindelys* irradie une exaltation de vitalité dans les téguments mal nourris; mais elle opère sans brusquerie ni irritation et, grâce à ses principes éthérés spéciaux, réalise une amélioration constante et progressive, en supprimant la cause des points noirs, c'est-à-dire les sécrétions grasses exagérées et déviées (séborrhée).

Les *pommettes* et le *nez* rouges tiennent souvent à un régime trop excitant, à l'usage intempestif des vins et élixirs toniques, au port de corsets et de vêtements trop serrés, qui entretiennent la congestion de la face; parfois aussi, aux ablutions froides trop fréquentes, à l'abus de la voilette étroite, au froid des pieds, à la constipation, à l'irrégularité des époques. Si nous énumérons toutes cès causes, c'est qu'il est toujours loisible de les supprimer, ou tout au moins de les atténuer.

Le nez est le plus éloquent élément de l'harmonie faciale, peut-être parce qu'il affecte avec le cerveau les plus étroits rapports. C'est la clé de voûte du visage. Les malformations du nez sont exclusivement du ressort de la chirurgie autoplastique. Le nez rouge, gras et chaud, douloureusement gonflé, est l'apanage des dames livrées aux écarts de régime et aux irrégularités menstruelles : c'est une des misères de l'arthritisme. Lotions très chaudes avec l'*Eau Teindelys* pour empêcher, à tout prix, la stagnation du sang qui cause le gonflement de l'organe et les sécrétions huileuses dans les pores rouges et dilatés; ensuite, onctions *intus et extra* avec la *Crème Teindelys*.

L'érythème (rougeurs) est le cauchemar des peaux fines et le grand ennemi du teint. Le massage bien appliqué au moyen de la *Crème Teindelys* éclaircit et désempâte la circulation stagnante : une lotion chaude avec addition de moitié *Lait Teindelys* aura ordinairement raison de l'aspect cramoisi, si disgracieux, et améliorera les figures joufflues et pouponnes qui désespèrent tant de jeunes demoiselles. On constatera qu'avec les *Produits Teindelys*, la prévention de l'érythème facial est fort simple.

Le teint pâle succède souvent aux chagrins, à l'anémie, aux causes débilitantes en général. Il entraîne avec lui la flaccidité et le relâchement des traits. Les lotions toniques et excitantes (parties égales de *Vinaigre Mélorys* et d'eau froide) conviennent dans ces cas.

Le teint jaune indique souvent un tempérament bilieux et s'accompagne habituellement de sécheresse de la peau. Le *Lait Teindelys* étendu d'eau pure, en cas de plaques cuivrées des joues, les massages avec la *Crème Teindelys*, suivis de l'artifice innocent d'un poudrage avec les *Poudres Teindelys* ou *Arys* roses, conviennent aux teints pâles et jaunes, surtout avant le bal, la soirée, le théâtre. Ces poudres ne sauraient, d'ailleurs, jamais nuire au poli et au velouté naturels : elles protègent même la carnation contre les flétrissures extérieures ; parfumées avec d'exquises essences florales, elles ne causent jamais de mal de tête. Les femmes doivent surtout se garder des fards compacts et des poudres *qui couvrent trop bien*, car ces produits empâtent bientôt ou parcheminent le visage. Les peaux mal unies devront surtout éviter le maquillage à sec, qui souligne déplorablement l'état farineux du teint, toujours modifié d'une façon heureuse par la *Crème Teindelys*.

Les visages rugueux (peau de chagrin, chair de poule, etc...) se trouvent bien des lotions avec l'*Eau Teindelys*, qui suppriment peluches et craquelures. Ces lotions seront suivies d'onctions prolongées avec la *Crème Teindelys*, qui pénètre, assouplit et lubrifie les tissus, dont elle comble les crevasses, dissout les squames et exfoliations, diminue les épaississements.

En cas d'offenses par le froid, crevasses, engelures, fendillement des lèvres et du nez par le rhume de cerveau, on dissipera d'abord l'irritation au moyen de lotions tièdes de feuilles de noyer; puis on pratiquera des onctions avec la *Crème Teindelys*, dont l'action lénitive parfaite cicatrisera activement les gerçures et supprimera toutes les inégalités du teint. Le traitement des *rides* a une grande importance et de très heureux effets, lorsqu'on sait l'appliquer au début, c'est-à-dire à cette époque crépusculaire, d'assez longue durée, où la femme n'est plus absolument jeune, mais n'est pas encore classée parmi les personnes âgées.

Qu'elles soient dues aux outrages du temps ou bien qu'elles nous représentent les empreintes des émotions (les cicatrices de la vie), les rides proviennent toujours de l'affaissement du tissu cellulaire sous-cutané et du relâchement des fibres musculaires lisses qui sous-tendent le plan dermique. Elles sonnent l'heure de la décrépitude faciale et réclament des soins assidus capables de ragaillardir la tension des chairs ou de donner au moins l'illusion d'une fraîche plénitude. Les pulvérisations tièdes de *Lait Teindelys* étendu ou non avec de l'eau, conviennent surtout aux visages fanés, si toutefois, les rides et les peines n'y sont pas trop profondément incrustées, comme il arrive aux artistes, par exemple. A ce propos, répétons à satiété que, pour ne pas se rider, il importe d'être calme, de modérer l'expression faciale.

Lorsque le principe juvénile s'est enfui à tire-d'ailes et que la décrépitude confirmée entraîne flaccidité et mollesse des téguments, les pulvérisations précédentes ne rajeunissent plus guère. Mais on peut encore, par les massages à la *Crème Teindelys*, suivis de poudrage, restituer aux tissus d'heureux avantages, remplir certains vides et exercer une action bienfaisante sur la nutrition épidermique; au demeurant, effacer maintes rugosités et y substituer l'impression naturelle d'un teint velouté et frais. Il faut dire aussi que la perte des dents contribue, pour beaucoup, aux flétrissures et aux relâchements faciaux, notamment lorsqu'il s'agit de flaccidités latérales du visage (bajoues) : il importe donc de bien soigner les dents et de recourir, sans hésitation, pour les remplacer, à la prothèse, lorsque cette dernière est devenue nécessaire. Conseillons aussi à toutes les femmes prédisposées à se rider, d'éviter le grand air, le soleil, les sports exposant à un vent violent (automobile) et surtout de bien *se garder de maigrir*, la disparition des pannicules adipeux du visage étant l'une des plus grandes causes de sénilité pour l'expression faciale.

Ce qu'il faut par-dessus tout éviter pour sauvegarder la beauté du teint, c'est l'emploi des fards dont la pureté n'est pas assurée : les *Fards Arys* offrent une garantie certaine.

∘∘⚬◯◯⚬∘∘

CHAPITRE IV

⚬⚬⚬⚬

Les Poils importuns

LES poils sur le visage constituent un ornement dont bien des femmes se passeraient aisément. Ils dégénèrent parfois en une véritable difformité qui sème, en bien des petits cœurs, la tristesse et même le désespoir. L'hérédité joue, ici comme toujours, son rôle. La formation défectueuse chez les jeunes filles, comme l'arrêt des fonctions à l'âge critique, développent les duvets de la face et du corps et les font parfois se métamorphoser en de véritables crins.

La femme doit se garder de l'épilation à la pince, du flambage et de la plupart des topiques, d'ailleurs inefficaces, qui enflamment la peau et favorisent une pousse drue et plus dure, en excitant le follicule pileux dans ses fonctions sécrétoires. L'électrolyse est assurément une opération radicale qui met à l'abri des récidives : mais elle est longue, délicate, pénible et onéreuse et ne saurait s'appliquer qu'à un nombre de poils assez limité.

Arys (1), frappé de l'insuffisance des moyens précorisés jusqu'ici, des dangers reconnus à la plupart des méthodes chimiques et aussi de l'étendue des services à rendre, en cette matière, au sexe féminin, propose deux produits, répondant à tous les besoins. Le premier, le *Dépilatoire Arys*, qui se présente sous la forme d'une poudre facile à manier, s'applique sur la partie à épiler, sans difficulté ni douleur, et enlève poils et duvets. Ceux-ci se reproduisent au bout d'un certain temps, mais toujours de plus en plus diminués en nombre et en grosseur.

Le deux ième produit, le *Lèvrelys*, s'applique surtout au visage, principalem ent aux moustaches et aux favoris. C'est une pommade décolorante et atrophiante, qui *n'épile* pas, mais qui dépigmente et désosse, pour ainsi dire, le poil, dont la partie minérale, le squelette, se dissout sous l'action de cette préparation; il se transforme ainsi en poil follet invisible par sa gracilité et par sa blancheur. On frictionne, le soir en se couchant, la partie à rendre glabre, puis l'on recouvre de *Poudre Teindelys* : après un certain nombre d'applications de ce genre, la décoloration et l'atrophie donnent toute satisfaction.

LA BARBE

Pour bien se raser, il faut surtout adoucir le derme pour éviter sa desquamation. Un résultat parfait est obtenu avec le *Savon Facenet*, qui assainit et, d'autre part, prévient l'auto-inoculation des microbes.

Un résultat identique est obtenu avec la *Crème Facenet* par ceux qui ne veulent point faire usage du blaireau ou ne le peuvent pas, par exemple en voyage. Elle s'emploie avec les doigts, sans eau, simplement étendue sur la peau. Elle offre le grand avantage de ne pas être grasse.

---

(1) Demander la notice détaillée sur les *Créations Arys* envoyée gratis et franco sur simple demande.

CHAPITRE V

Hygiène des Yeux

LES yeux donnent à la physionomie éclat et expression : c'est l'âme visible du visage. Soignons donc avec prédilection ces délicats joyaux du corps. Évitons-leur le vent, les poussières et les fumées, ainsi que la lumière trop vive (ne fixons jamais le foyer lumineux, qu'il soit solaire ou artificiel). Contre les clignotements nerveux des myopes, recommandons les massages des globes oculaires (paupières fermées) avec la *Crème Teindelys*. Si les yeux larmoient pendant l'hiver, appliquons-y lotions et compresses boriquées chaudes. *Arys* a établi trois produits spéciaux pour les soins des yeux : une poudre, un crayon et une eau.

La *Poudre Mystalys* bien préférable aux « Koheuls » du commerce, est un agent précieux pour agrandir les yeux, leur donner un éclat vivace, une expression fière et séduisante et exercer une action des plus favorables sur la pousse des cils et des sourcils. La *Poudre Mystalys* prête au regard une langueur enchantée; elle donne aux paupières une troublante cernure. C'est la préparation préférée des artistes et des mondaines. Le *Crayon Mystalys* a les mêmes propriétés que la poudre et donne au regard une vigueur et une expression particulièrement vive.

Pour faire disparaître les œdèmes, bouffissures et rides des paupières et tendre, à nouveau, ces délicats tissus, tout en décongestionnant le blanc de l'œil, nous conseillerons les compresses chaudes de fleurs de sureau additionnées d'*Eau Mystalys*. Toutefois, en cas de boursouflure permanente ou rebelle, il faudra surveiller toujours les urines au point de vue d'une albuminurie possible. L'*Eau Mystalys* repose les yeux après une longue veillée ou encore une longue course au grand air. Rien ne vaut une légère friction à l'*Eau Mystalys* au pourtour des orbites après une longue randonnée en auto ou un long voyage en chemin de fer, pour assurer l'hygiène parfaite de la vue.

La myopie qui se traite par la modération du travail (écriture, lecture, piano, couture, etc.), l'attitude droite du corps, un bon éclairage naturel ou artificiel (préférablement venant du côté gauche), les promenades dans de vastes horizons, la fréquentation *rare* du cinématographe, se trouve bien aussi des frictions au pourtour des orbites avec l'*Eau Mystalys* pour la beauté des yeux.

∘∘○○○∘∘

CHAPITRE VI

∘∘∘∘

Mains, Pieds et Jambes

BELLE main vaut blason, disait volontiers le Roi-Soleil. La main est, effectivement, l'organe aristocratique par excellence. Il est très loisible d'augmenter ses attraits par un certain nombre de soins minutieux.

Les *Savons Tcindelys* ou *Arys*, très doux à la peau, sont extrêmement recherchés des coquettes, pour lustrer et blanchir l'épiderme, vivifier la peau, non seulement des mains, mais du corps tout entier, à cause de la pâte fine et onctueuse qui sert à les préparer et de la souplesse qu'ils confèrent à nos tissus.

Il ne faut pas abuser du port de gants de peau dont l'imperméabilité entretient les sécrétions sudorales des mains, incessamment plongées comme dans un bain de vapeur. On modère, d'ailleurs, la transpiration par l'usage du *Vinaigre Mélorys*, qui supprime aussi les démangeaisons palmaires si désagréables chez les arthritiques (rhumatisants, goutteux), et qu'il est bon de faire suivre d'un poudrage avec le *Pulvélys*.

Pour ne pas avoir à exhiber des mains épaisses et rouges, on évitera les manches serrées, ainsi que toutes constrictions des veines, du poignet à l'aisselle. On se gardera du trempage trop fréquent à l'eau, de l'abus des gros ouvrages manuels, du cyclisme, des sports et même du piano travaillé à l'excès. On épargnera surtout aux mains le contact des substances irritantes (alcalins, eau de javel, etc...) ainsi que les brusques transitions de température. Les engelures seront soignées, dès le début, par de légers badigeonnages avec l'*Eau Teindelys*. Le *Vinaigre Mélorys* est aussi un excellent préventif des engelures.

La *Pâte Mindelys* est la meilleure spécialité pour rendre les mains douces et blanches et les préserver efficacement contre leurs ennemis, notamment le froid et les variations de température. On évite toujours gerçures et engelures d'hiver, en faisant, trois fois par jour, des lotions avec l'*Eau Teindelys*, qui rend les mains moins congestives en général et moins impressionnables. On les frictionne, ensuite, de *Pâte Mindelys* et on les recouvre de *Poudre Teindelys* ou *Arys*, adhérant si parfaitement à la peau que celle-ci ne trahit aucun artifice. La *Pâte Mindelys* a le double avantage d'adoucir la peau et de raffermir les chairs sous-jacentes : elle irradie sur les cellules du revêtement cutané, sa bienfaisante influence décongestive et résorbante des infiltrations. La synergie prestigieuse de ses parties composantes opère progressivement, sans nulle réaction fâcheuse.

Comment guérir les *verrues*, ces élevures épidermiques si pleines d'inélégance? Elles ont, heureusement, une vitalité faible et disparaissent d'habitude par de simples applications de savon noir, suivies d'attouchements faibles avec certains acides faits par un praticien. Les verrues planes rosées du visage et des mains se traitent efficacement par des lotions d'eau salée ou mieux de *Vinaigre Mélorys*. On fera bien de se méfier de contagion possible des verrues, et de ne pas les faire saigner afin de ne pas propager l'extension de ces laides petites tumeurs.

Les pieds non plus ne reçoivent jamais trop de soins, tant au point de vue de leur bon état général que de leur beauté proprement dite. On évitera la déformation des pieds par les chaussures défectueuses, trop minces, trop pointues, trop étroites, qui prédisposent aux cors et gênent la circulation (froid permanent et ses conséquences). Les trop hauts talons ont l'inconvénient de prédisposer aux entorses et aux courbatures de la taille, sous prétexte d'avantager l'attitude. L'abus des pantoufles déforme les pieds, les rend patauds et communs.

Contre le froid habituel aux pieds, rien ne vaut la douche froide de ces extrémités. On fortifie l'épiderme trop tendre des pieds par les lotions de *Vinaigre Mélorys*, suivies de poudrage au *Pulvélys*. Le *Vinaigre Mélorys* solidifiera ensuite les téguments attendris ou macérés et tempérera la sudorification. Cette méthode si simple empêche les transpirations, macérations et les mauvaises odeurs qui en résultent. Les cors, les callosités, durillons, épaississements épidermiques seront isolés par des emplâtres salicylés ou détruits par les badigeonnages avec collodions spéciaux.

Lorsque les ongles sont beaux et bien soignés, ils constituent la plus belle parure des extrémités. Il importe toujours de relever et de couper les particules dépassant la lunule des ongles. On polit ensuite ces petits organes avec le polissoir de cuir.

Les ongles des mains doivent toujours être taillés à la lime et jamais aux ciseaux, qui les font éclater. En nettoyant leur partie libre, on évitera le cure-ongles en acier, qui fait des raies où s'emmagasinent toutes les noirceurs.

Contre les taches blanches des ongles, fréquentes chez les personnes nerveuses, les soins avec les produits *Arys* qui leur restituent la teinte naturelle la plus avenante et la plus rosée, donneront le *maximum* de satisfaction.

Pour les soins des ongles, *Arys* a établi les *Produits Doïdelys* (1) que nous recommandons tout spécialement.

Tout d'abord l'*Eau Doïdelys* qui est destinée au nettoyage des ongles dessus et dessous; elle enlève immédiatement les taches et impuretés, ainsi que les poussières qui se logent sous les ongles.

La *Crème Doïdelys* est destinée plus spécialement à la suppression des envies. Elle sert à repousser les peaux qui tendent à envahir l'ongle et fortifie les chairs.

-----

(1) Demander la notice détaillée sur les *Créations Arys* envoyée gratis et franco sur simple demande.

La *Pâte Doidelys* donne aux ongles une jolie coloration rose et transparente, en même temps qu'elle les prépare à avoir le brillant et l'éclat que leur confère d'une façon merveilleuse la *Poudre Doidelys*.

La fragilité des ongles, leurs fissures, déchiquetage et dédoublement se rencontrent souvent, surtout en hiver : ce trouble nutritif requiert l'emploi des reconstituants généraux.

Il faut tout faire pour déraciner, dans la jeunesse, l'odieuse habitude de se ronger les ongles, qui déforme affreusement les extrémités digitales et compromet pour toute la vie la beauté des mains. La suggestion qui crée des réflexes d'arrêt aux habitudes et l'appareil spécial qui disjoint les dents du haut et du bas et les empêche de mordre, tels sont les deux *seuls* moyens efficaces, à notre avis, pour combattre, avec succès, l'onychophagie, manie trop répandue.

Les orteils réclament de fréquents massages savonneux, suivis de bains de pieds salés et courts. L'usage de la *Pâte Mindelys* conservera aux ongles des orteils la souplesse, le poli et la couleur de la jeunesse, et empêchera leurs déformations, courbures et cassures.

Il est bon de savoir que les ongles des pieds et des mains s'accroissent de 2 millimètres environ en un mois : d'où il résulte que leur renouvellement total exige neuf mois environ.

Terminons ce chapitre par l'exposé des soins de beauté à donner aux jambes.

Il faut combattre les varices, affection causée par la dilatation des tuniques des veines. Les arthritiques nerveuses offrent une véritable vocation variqueuse. Dès le début des varices, les lotions d'eau bouillie additionnée de *Vinaigre Mélorys* fortifient la circulation débilitée et empêchent les démangeaisons et les grattages dangereux qui succèdent à ces dernières. La constipation, la grossesse et les obstacles compresseurs qui gênent la circulation en retour (jarretières, ceintures, vêtements trop serrés), ainsi que la station debout trop prolongée, entraînent ces arborisations violettes des jambes et des cuisses, dégénérant bientôt en ampoules serpentines et nécessitant alors le port du bas élastique. La prédisposition des variqueuses à la phlébite se traite par l'iode à l'intérieur, la gymnastique passive au moyen de mouvements communiqués, répétés intelligemment (mécanothérapie, massages vibratoires, électricité).

Contre les vergetures des membres inférieurs, nous conseillons l'application de compresses au tanin ou à l'alun aiguisées d'*Eau Teindelys*.

Contre l'épaississement de l'épiderme des genoux, on appliquera des compresses avec le *Bain Teindelys* (un demi-étui pour 1 litre d'eau) additionné de *Vinaigre Mélorys*.

ooOOOoo

CHAPITRE VII

oooo

La Beauté du Corps

AUTANT que les traits du visage, l'attitude générale contribue à la beauté. C'est l'expression du corps : vicieuse ou contrariée, elle offense la vue. L'ensemble féminin doit donner des contours ondulés et bien fondus et non une ligne heurtée et anguleuse, comme cela arrive trop souvent avec la toilette moderne.

On conseillera à la jeune fille les exercices qui redressent la taille : la danse, la marche à reculons, la natation. On surveillera le mobilier scolaire et le tabouret de piano, sources fréquentes de déformations vertébrales.

On combattra la démarche saccadée et roide, exclusive de la grâce, qui vit surtout de souplesse. Le mouvement doit toujours être conforme à l'action. La beauté ne saurait exister sans concordance harmonique : être belle, c'est, avant tout, être d'ensemble. Une attitude distinguée rehaussera le physique le plus ordinaire. La femme doit donc surveiller sa démarche : tenir la tête haute et les genoux droits; ne pas poser les pieds à plat, mais toujours d'abord par le bout; ne pas traîner les pieds, mais les faire glisser légèrement, sans les lancer en avant; ne pas remuer les épaules à chaque pas, mouvement fort disgracieux.

Le corset droit est loin d'être esthétique. Il enfonce trop la convexité naturelle du ventre : à une ligne ondoyante et gracieuse, il substitue une laide dépression anguleuse. Avec lui, la silhouette féminine ressemble à un croissant. Un corset conditionné suivant l'art doit évidemment relever l'abdomen, mais sans comprimer ni refouler les viscères, sans apporter aucun désordre au fonctionnement du cœur, des poumons, du foie et des organes du bas-ventre. Pour cela, le corset doit être essentiellement expansible : rien ne vaut le corset-ceinture en tissu élastique, légèrement baleiné, et dont le busc rigide est remplacé par des tirettes. La marche, la danse, la bicyclette, le croquet, le tennis même et toutes les gymnastiques d'attitude doivent être facilités et non gênés par le corset.

Chez les femmes un peu fortes et de tempérament lymphatique, les frictions fréquentes d'*Eau Teindelys*, les massages, les électrisations seront fort utiles, pour conférer à l'habitus général du corps, liberté et stabilité normales. Le massage général avec la *Crème Teindelys*, lorsqu'il est bien fait, assouplit tous les tissus, résorbe les paquets cellulo-graisseux, calme l'irritabilité nerveuse et réveille l'énergie des muscles, en activant la vitalité de la peau : on le conseillera pour compléter un exercice insuffisant et lutter contre la diathèse arthritique.

La coloration générale de la toilette doit toujours être complémentaire de la nuance de celle qui la porte : c'est ainsi que la blonde pâle adoptera le bleu-turquoise; la blonde dorée, le bleu-vert; la rousse, le vert; la châtaine, le jaune ou le mauve; la brune, le rouge; le blanc convient aux minces et le noir aux fortes. Éviter toujours la taille trop serrée : outre qu'elle prédispose au rein mobile, elle est loin d'être aussi avantageuse qu'on le pense à la beauté. La taille doit, en effet, constituer un passage insensible et gracieux entre la poitrine et le ventre...

A propos de la coiffure, rejetons les voilettes étroites et serrées, qui prédisposent à la couperose, les voilettes à pois et à dessins, qui entraînent des troubles visuels.

La beauté de la poitrine est, avec raison, l'objet des inquiétudes motivées de la plupart des femmes.

Pour être beaux, les seins doivent présenter une rondeur égale, une fermeté et une amplitude régulières. On conquiert ces avantages par des frictions faites, matin et soir, avec la *Lotion Sindelys* qui a été combinée expressément pour relever la nutrition des glandes mammaires et favoriser leur bonne tenue. Il faut aux seins beaucoup d'air et beaucoup d'eau. On combattra (comme nous l'indiquerons plus loin) la maigreur, cause fréquente d'effondrement des seins, de platitude thoracique, « salières », etc...

La *Lotion Sindelys* convient aux jeunes filles comme aux femmes. On la pratiquera, matin et soir, pendant cinq minutes, en friction circulaire, le mamelon étant pris comme centre. La nuit, les seins seront relevés par un tampon d'ouate maintenu à leur base par une bande ou un soutien-gorge légèrement serré. Cette simple précaution empêchera les seins de tomber et de perdre leur fermeté, toujours assurée par la *Lotion Sindelys*, la plus précieuse découverte contre la flétrissure mammaire.

Chez les jeunes filles, l'arrêt de développement de la poitrine est ordinairement un indice de faiblesse thoracique et de prédisposition tuberculeuse. Il faut, alors, instituer un régime riche en phosphore et très tonique : viande crue, cervelles, poissons, crustacés, mollusques, potages, boissons maltées, tisanes de galéga et d'ortie blanche, etc. Nous conseillons d'éviter les ventouses et les douches mammaires, mais nous rejetons absolument la méthode des injections de paraffine, souvent fertile en conséquences graves. Dans certains cas, l'électricité (faradisation des mamelons) donnera d'heureux résultats pour l'accroissement de volume et la fermeté.

Pour réduire les proportions exagérées des seins nous conseillons les frictions avec la pommade d'iodure de plomb, médicalement prescrite. Contre les gerçures des seins et la mollesse du mamelon, les lotions d'*Eau Teindelys*, suivies d'onctions avec la

Crème Teindelys et de poudrage avec les *Poudres Teindelys* ou *Arys*, réussissent habituellement. Ces soins triomphent aussi des névralgies et rhumatismes, dont ces organes délicats sont fréquemment le siège et qui font craindre aux personnes inquiètes l'apparition sinistre des tumeurs du sein.

Terminons ce chapitre par quelques conseils pratiques touchant l'obésité et la maigreur.

Rien de plus étouffant pour la beauté que le développement excessif de la graisse, qui, par son accumulation, cuirasse et déforme les traits les plus expressifs, empâte la taille la plus fine et entrave ainsi grandement le charme de l'attitude corporelle en général. L'obésité est un ralentissement nutritif fréquent chez les arthritiques et souvent héréditaire : mais il est accentué par la gourmandise et la sédentarité.

On luttera contre l'envahissement adipeux, en adoptant un régime sévère, basé sur la restriction des graisses, des sucreries, pâtisseries, farineux, pain et boissons. Le *tub* frais, matin et soir, avec un tiers d'*Eau Teindelys*, enraie la marche de l'obésité, et cela, au grand profit de la musculature. Les exercices divers, les promenades à jeun et en pente, l'aviron, l'équitation, la bicyclette, l'alpinisme, les travaux des champs, l'usage des dessous en laine, la limitation du sommeil à six ou sept heures, en évitant les lits trop douillets; l'emploi du thé léger très chaud et non sucré et des laxatifs relèveront l'activité physique assoupie, favoriseront la combustion des hydrocarbures en excès dans l'organisme, et substitueront, pour tout dire en peu de mots, la chair à la graisse. Nous sommes peu partisan des bains de vapeur ou d'étuves, parce qu'ils compromettent souvent la vitalité des chairs, dont ils amollissent la nutrition régulière et compromettent la fermeté.

On observe souvent les vergetures des seins chez les jeunes filles qui ont pris un embonpoint rapide et chez les jeunes femmes nourrices. Les lotions de *Vinaigre Mélorys*, suivies de la *Lotion Sindelys*, sont à conseiller en pareil cas.

La maigreur est aussi une sérieuse antagoniste de la beauté.

Elle laisse percer partout les angles de la charpente osseuse et la disgrâce des formes aplaties et décharnées; excavant les joues, proéminant les pommettes, enfonçant les yeux dans les orbites, épointant le nez, amenuisant le menton, la maigreur entraîne avec elle les apparences expressivement dures d'une précoce sénilité, avec les plis et les rides qu'elle imprime aux téguments. Pour triompher de la maigreur, il faut, à tout prix, augmenter les forces digestives et l'assimilation alimentaire; limiter le travail physique, les plaisirs, les passions, les veillées. Une alimentation copieusement grasse (comprenant tout ce qui est défendu à l'obèse), accompagnée d'une bière riche bue aux repas et suivie de digestifs; huit à neuf heures de lit, l'usage quotidien des *Bains Teindelys* à 37° pendant trente-cinq minutes : telle est l'hygiène des maigres. Rappelons ici que les frictions faciales de *Crème Teindelys* rehausseront la vitalité des tissus et empêcheront la peau de perdre son élasticité et de dessiner des reliefs et des rides sur le visage des personnes amaigries.

ooOOOoe

CHAPITRE VIII

oooo

Hygiène de la Chevelure

UNE belle chevelure, bien adaptée à la physionomie, est un vêtement facial : c'est la gloire de la femme, le diadème de sa puissance individuelle et sociale, en même temps qu'un signe, peu trompeur, de vitalité et de longévité. En effet, la pauvreté du sang, l'épuisement du système nerveux retentissent visiblement sur la nutrition du cuir chevelu : cela nous explique l'importance des soins de l'état général, pour l'hygiène rationnelle de la chevelure chez la femme principalement.

Les cheveux ont besoin de beaucoup de ventilation, d'aération.

Chaque fois qu'elle le pourra, la femme étalera et laissera flotter leur luxuriance au grand air et au soleil, « ce grand doreur de têtes », nous dit Byron. Elle évitera les coiffures trop closes et trop lourdes, les compressions, tractions et torsions, les postiches qui favorisent les fermentations sudorales et sébacées, et le dépôt des déchets épidermiques entravant le fonctionnement du bulbe pileux. Elle ne tiraillera jamais la direction normale des racines, employant toujours, pour se coiffer, des démêloirs à dents écartées et des brosses demi-dures, avec lesquels elle n'opérera même ni trop longuement, ni trop consciencieusement. Peignes et brosses seront tenus en un minutieux état de propreté : lavage à l'eau chaude et au savon, puis, régénération des crins par le *Vinaigre Mélorys* (quelques gouttes frottées sur la brosse).

Épingles, filets, etc., seront également soumis à un entretien régulier dont la base est l'asepsie à l'eau chaude.

La nuit, la femme répartira toujours sa toison céphalique en deux nattes, procédé léger, incapable de déraciner les cheveux et de dégarnir les tempes : cette précaution est surtout indispensable lorsque les cheveux sont affligés de cette gracilité ou minceur constitutionnelle qui en prophétise la chute facile. Dans ces cas, la *Lotion Mélorys* pour la beauté des cheveux leur restituera consistance et solidité, lorsqu'on l'emploie avant la natte nocturne, en frictions douces.

La chute des cheveux est un phénomène normal et périodique, analogue à la mue des poils et des plumes chez les bêtes. On peut dire que la chevelure se renouvelle une dizaine de fois dans une existence de soixante ans. Ce qui est important, c'est de savoir éviter l'abondance des pertes et surtout la chute définitive, sans repousse. En d'autres termes, il faut empêcher de laisser mourir le bulbe, organe de la reproduction pileuse.

Les arthritiques sont sujets à perdre leurs cheveux de bonne heure, à cause de la présence de l'acide urique dans leur sang. Nous conseillons à ces prédisposés d'éviter les lavages aqueux et savonneux qui gonflent hygrométriquement le cheveu et le font éclater, occasionnant des brisures, fourchures et nouures déplorables pour l'avenir de la tête. La répétition insolite de ces lavages conduit fatalement à la dénudation cranienne. La plupart des chauves du sexe masculin ont à se reprocher ces déplorables pratiques.

Le cheveu représente anatomiquement une annexe de la peau, une sécrétion épidermique continue et d'un renouvellement incessant. Il ne faut pas croire qu'une coupe fréquente et abondante excite son opulence; ce préjugé fait, chaque jour, de nombreux chauves surtout dans le sexe laid, partisan effréné de la tondeuse et même du rasoir, en dépit des observations les plus évidentes et les plus répétées.

Arys a créé spécialement dans ce but une excellente préparation que j'ai longuement étudiée, le *Lutrésol*, qui est actuellement le meilleur produit scientifique connu pour la culture capillaire, pour s'assurer une chevelure admirable, et dont chacun doit se servir pour éviter d'avoir, tôt ou tard, droit au qualificatif de « déplumé ». On le dissout dans de l'alcool à 60-70º, ce qui constitue la *Lotion au Lutrésol du Dr Reymondon* (1). Il faut frictionner la tête, matin et soir, avec cette lotion, en massant longuement le cuir chevelu. Il est bon de compléter ce traitement par une application d'*Orfalys* qui se présente sous deux formes : *A* (pour cheveux gras) *B* (pour cheveux secs). Les résultats sont réellement excellents.

Pour empêcher les transpirations acides, causes d'alopécie, expulser les déchets avec les micro-organismes dangereux, exciter une circulation nutritive favorable au réveil de l'énergie reproductrice; pour obvier à l'encrassement, régénérer la pigmentation (ce qui éloigne l'heure du premier cheveu blanc); pour allonger, épaissir, magnifier la parure naturelle de toutes les femmes, rien ne vaut le *Lutrésol* et l'*Orfalys*. Il faut surtout en faire usage à l'entre-deux des saisons, à la mue automnale et à la suite des accouchements, chagrins, maladies, qui réclament, du reste, un redoublement assidu de tous les soins corporels. Souvent, après quelques jours d'application, on voit des poils follets, courts, atoniques et sans vigueur, se transformer en cheveux consistants

(1) Demander la notice détaillée sur les *Créations Arys* envoyée gratis et franco sur simple demande.

et très valides. Lorsque les cheveux fourchent, on recommandera
de brûler les plus longues mèches, tous les vingt jours, d'environ
1 millimètre chaque fois.

Tonique et fortifiant du bulbe dont il assainit la vitalité,
décongestif et nutritif du cuir chevelu, le *Lutrésol* rend les cheveux
soyeux et souples, arrête leur grisonnement, impose silence aux
maux de tête et aux démangeaisons. C'est une sorte de sève
naturelle qui ne contient rien d'hostile à la santé, n'empoisse
jamais, ne décolore pas. Aussi, chacun en continue l'usage avec
gratitude, dès qu'il l'a une fois essayé. Il procure une toison abondante, robuste et bien fournie, grâce à la pénétration de ses éléments actifs, absorbés par les glandes pileuses. Il s'oppose aussi
au blanchiment des cheveux, en rehaussant le processus pigmen-
taire de la moelle capillaire, en mettant fin à la desquamation
en lamelles nacrées, en arrêtant la régression vitale de la quarantaine. C'est ainsi qu'on doit utiliser son pouvoir hygiénique
anti-décalvant chez tous ceux que l'hérédité, l'anémie, le surmenage, les soucis, les veillées, les excès, l'arthritisme, l'herpétisme
et le nervosisme prédisposent à la chute des cheveux ou à leur
blanchiment prématuré.

Les chevelures les plus glorieuses atteignent 1 mètre environ
et mettent une trentaine d'années pour avoir cette longueur.
Elles restent quelques années stationnaires, périclitent et meurent.
L'usage pour la toilette de la chevelure de la *Lotion au Lutrésol
du Dr Reymondon*, de l'*Orfalys* et des *Brillantines Arys* liquides
ou cristallisées, permet de la conserver longtemps à l'état
intégral. Ce sont toujours les cheveux longs qui tombent les
premiers, comme s'ils perdaient en vitalité ce qu'ils gagnent
en longueur. Une belle chevelure compte environ 100.000 cheveux et représente une longueur totale de 30 à 40 kilomètres.
Avec ces produits, les déchéances capillaires sont énergiquement
enrayées, les cheveux mettent autant de mois à repousser qu'il
y a d'années qu'on les a perdus : jusqu'à 50 ans, la repousse
doit être considérée comme certaine, grâce à la neutralisation
des microbes de la calvitie, au désencrassement des bulbes

(suppression des pellicules) et à l'émulsion naturelle des sécrétions sébacées en excès. Plus de ces cheveux secs, cassants, enchevêtrés ou atrophiés, mais une chevelure souple, bien colorée et naturellement lustrée.

Évitons de nous laisser tromper par les nombreux virtuoses de la repousse capillaire, qui vivent de la naïveté de leurs contemporains. La plupart des produits courants dessèchent, exfolient le cuir chevelu, cassent et ternissent les cheveux et compromettent. finalement l'activité vitale du bulbe, en provoquant les pellicules pityriasiques ou la séborrhée adhérente et huileuse. Les cheveux commencent à tomber aux tempes et au sommet de la tête; on voit clairement que la vigueur de leur nutrition s'affaiblit; le microscope nous signale, dans les racines, de nombreux repaires microbiens; on observe aussi une moelle capillaire très pauvre en vaisseaux. Dans ces conditions, les bulbes s'encrassent, les cheveux s'arrachent par touffes, et la dénudation progressive de la tête signale la disposition atrophique définitive. Au lieu d'avoir recours, au hasard, à des mixtures quelconques, employez des produits scientifiques tels que le *Lutrésol* et vous ne tarderez pas à en retirer pleine satisfaction. Vous ne devez pas arriver aux phases ultimes de l'alopécie et de la calvitie.

Encore quelques conseils :

Pour dégraisser à fond la tête, il faut utiliser le shampooing liquide ou sec que j'ai créé et auquel *Arys* a donné mon nom, et qui est vraiment bien. Évitez les éthers de pétrole et autres, très inflammables. Pour la même raison, pas de peignes ni d'épingles en celluloïd; c'est du fulmicoton, ne l'oublions pas...

Pour vous onduler, employez l'*Ondalys* qui donne le flou et le brillant les plus parfaits, sans qu'il soit besoin d'autre manœuvre que l'usage de bigoudis ou d'épingles.

Vers la quarantaine, les cheveux commencent souvent à blanchir, par les tempes, dont la coloration revêt d'abord une teinte gris-sale intermédiaire, qui évoque aussitôt l'idée d'une teinture. Lorsqu'il s'agit seulement de les rendre plus clairs, de blondir des cheveux déjà blonds, châtains ou même quelque peu bruns, il convient d'avoir recours à l'*Or Vénitien* qui possède sur les cheveux une action vivifiante.

Arys prépare aussi des lotions délicieusement parfumées avec ses extraits de fleurs, ses bouquets et ses parfums.

∘∘◯◯∘∘

CHAPITRE IX

∘∘∘∘

La Bouche et les Dents

UNE jolie bouche entr'ouverte par le sourire, laissant voir des lèvres vermeilles avec deux rangées de dents blanches et régulières, solidement implantées dans les gencives rouges et fermes : voilà le plus attrayant écrin de perles, pour compléter le charme physionomique de la femme.

L'action du froid, du soleil, des vents secs, détermine sur le bord libre et sur les commissures des lèvres, des fissures et gerçures saignant facilement et déterminant une cuisson assez vive pour transformer le sourire en grimace. La lèvre inférieure dont la muqueuse est plus mince et plus renversée est, pour ces raisons, davantage sujette aux gerçures. Faute de les soigner, les lèvres, peu à peu, s'anémient, se décolorent et se fendillent, en abandonnant toute souplesse. Disons, en passant, que l'abus de certains dentifrices phéniqués, salolés ou trop riches en essences irritantes, contribue souvent à ces petites lésions, fort communes chez les herpétiques. En adoptant les *Dentifrices Dendelys* (1), on sera assuré d'éviter de semblables méfaits. On soignera avec succès toutes les imperfections des lèvres avec le merveilleux

---

(1) Demander la notice détaillée sur les *Dentifrices Dendelys* qu'*Arys* envoie gratis et franco sur simple demande.

Crayon Arys, dénommé *Lèvres Victorieuses*, qui donne pleine satisfaction aux coquettes les plus exigeantes.

Les dents sont faites pour mâcher et non pour casser du fil, broyer des corps durs, etc... La texture dentaire s'offense également des températures extrêmes, surtout si elles se succèdent brusquement; de l'action des eaux calcaires, ferrugineuses et magnésiennes; du contact des acides : orange, citron, pomme, raisin, vin. Le sucre en excès attaque les dents par sa métamorphose en acide lactique. Les arthritiques sécrètent aussi, habituellement, une salive acide, singulièrement nuisible à l'émail dentaire. En se rinçant la bouche après chaque repas avec de l'eau tiède et quelques gouttes d'*Elixir Dendelys;* en usant du cure-dents en plume et de la *Brosse Dendelys* (stérilisable à l'eau très chaude), on éliminera les résidus alimentaires, cause capitale de la carie.

Nous conseillons l'emploi des *Produits Dendelys* (poudre, pâte, savon, élixir), dont la composition a été étudiée d'après les derniers progrès scientifiques. En brossant les dents, dans tous les sens, avec une *Brosse Dendelys* un peu ferme, imprégnée de *Poudre*, de *Pâte* ou de *Savon Dendelys*, on tonifie les gencives, on corrige leur susceptibilité blafarde et l'on empêche surtout la précipitation du tartre salivaire, cause de la plupart des caries, périostites, ébranlements, douleurs et déchaussements dentaires. (Pour les enfants et les personnes aux gencives sensibles, nous recommandons la *Pâte Dendelait.*)

Méfions-nous des dentifrices acides et des poudres trop dures qui nettoient en usant l'émail dentaire attaqué; évitons aussi les poudres à base de charbon, qui peuvent tatouer les gencives en noir, d'une manière indélébile.

En détergeant les cavités et les anfractuosités dentaires, les *Dentifrices Dendelys* perpétuent l'existence des dents notoirement précaires et donnent aux dents saines un éclat et un poli des plus remarquables. Ce qui distingue les *Produits Dendelys*, c'est leur pouvoir antiseptique éprouvé, joint à leur goût suave, qui supprime la fétidité de l'haleine, odeurs d'ail et de tabac, etc... et empêche toute sécheresse et toute *fièvre* buccales. En conseillant, dès l'enfance, ces dentifrices rationnels, on diminuera certainement la fréquence des caries et la vulnérabilité des dents, qui augmentent tous les jours parallèlement avec la civilisation, les raffinements de la cuisine et le surmenage du système nerveux (déphosphatisation). On empêchera ainsi les dents de se décalcifier et d'être victimes d'une caducité précoce. On retardera l'heure du dentier et l'on évitera aussi les interventions trop fréquentes du dentiste. Cela en vaut la peine...

Le *Savon* et la *Pâte Dendelys* joignent, à leur valeur blanchissante et antiseptique agréable, le pouvoir remarquable d'émulsionner les sécrétions grasses de la bouche et d'empêcher tous les dépôts de tartre. Absolument exemptes de principes irritants, ces préparations blanchissent merveilleusement les arcades dentaires, combattent les ferments acides, nettoient mécaniquement les impuretés oléagineuses et autres et rétablissent les sécrétions glandulaires normales de la bouche. La poudre, la pâte et le savon préparent l'action de l'élixir, qui laisse à la bouche une agréable fraîcheur, raffermit les gencives molles et saignantes et éloigne l'haleine fétide, infirmité qui constitue, pour certaines personnes, un martyre de tout instant, dont leur entourage n'est pas le dernier à souffrir. Mais il y a plus. Il est d'observation indéniable que les personnes faisant un habituel usage des *Dendelys* se trouvent à l'abri des grippes, des catarrhes saisonniers et de la contagion microbienne pour nombre de maladies courantes. Chacun sait que les bacilles les plus dangereux pour les voies respiratoires et digestives prolifèrent, avec la plus parfaite prospérité, dans le milieu buccal, qui, par sa chaleur humide, est le type de la parfaite étuve. Vestibule des voies digestives et aériennes, la bouche est, à la fois, la porte d'entrée et la serre chaude de culture de presque toutes les infections. C'est pourquoi il est sage de la tenir à l'abri de toute érosion : on ne peut empêcher les microbes de consommer leurs méfaits qu'en assurant, tout ensemble, leur neutralisation et l'intégrité parfaite des muqueuses. Les *Dendelys* se sont spécialisés dans cette mission. Aux époques hivernales des rhumes, ils portent même jusqu'à la trachée et aux bronches le bénéfice de leurs propriétés antiseptiques et analgésiques. C'est le gargarisme des grippés.

Pour les soins de la première enfance, nous conseillons une préparation spéciale, la *Pâte Dendelait*, qui empêche les irritations de la bouche, dues aux éruptions des divers groupes dentaires chez les enfants et prévient les accidents locaux et généraux lorsqu'ils font leurs dents. On consultera avec profit la notice spéciale du *Dendelait*. Disons aussi qu'il faut apprendre de bonne heure, aux enfants, à manier le cure-dents, la brosse et le rince-bouche. Pour fortifier, dans l'enfance, l'appareil dentaire, il faut conseiller la mastication de pain très rassis, d'écorce de quinquina ou de cannelle et éviter un régime alimentaire trop mou, qui ne fait pas fonctionner suffisamment la denture pendant la jeunesse.

Conseillons enfin, aux dames et aux jeunes filles, d'éviter les extractions dentaires pendant les époques, sous peine d'hémorragies et autres accidents.

ooOOoo

CHAPITRE X

oooo

Parfums et Parfumerie

LES parfums jouent un rôle important dans la toilette, en exaltant, par l'odorat, ce sens de l'imagination, l'influence troublante de la beauté féminine. Mais il s'agit d'une arme à deux tranchants : évitons d'incommoder en croyant plaire. Il est des cacophonies, comme il est des symphonies d'odeurs, — absolument comme cela se passe pour les sons.

Arys n'a rien négligé pour créer des harmonies nouvelles de parfums, bouquets voluptueux ou distingués, effluves odorants passagers, vibrants ou tenaces, extraits embaumés réalisant l'accord parfait dans la gamme des senteurs et ajoutant toujours par leur fraîcheur, une note radieuse à l'ensemble de la femme.

Les parfums artificiels, violents, qui heurtent les odorats susceptibles, les extraits obtenus à bas prix par des combinaisons chimiques de matières premières communes ou adultérées, qui impressionnent si désagréablement le système nerveux et causent le vertige, la céphalée, les nausées, l'aphonie, doivent être rejetés sans appel : nous considérons qu'un parfum digne de ce nom doit représenter, littéralement, l'âme des fleurs, ces encensoirs flottants. Il n'y a vraiment que la reproduction parfaite de la nature qui soit capable de vivifier efficacement le plaisir des sens.

Cependant, la recherche du progrès doit aussi faire envisager, dans la parfumerie, autre chose que l'agrément pur et simple. On sait aujourd'hui que bon nombre d'essences jouissent de propriétés hygiéniques et antiseptiques qui leur permettent d'occuper une place d'honneur dans la lutte contre les microbes. Citons les essences de cannelle, girofle, lavande, menthe, romarin, thym, serpolet, wintergreen, santal, bouleau, eucalyptus, niaouli, géranium, petit-grain, etc..., reconnues comme très actives, pour arrêter les multiplications bacillaires.

Tous les *Extraits Arys* sont de frais bouquets, élégamment enflaconnés et favorables à la santé parfaite du système nerveux. Il s'agit d'une parfumerie étroitement fidèle aux traditions les plus nobles de notre pays qui fut, en cette matière (et est toujours resté) le grand initiateur. Les *Parfums Arys* plaisent souvent plus que d'autres, parce qu'ils n'ont jamais la lourdeur vulgaire de certains produits qui violent, pour ainsi dire, notre odorat et pénètrent nos sens, par effraction brutale.

Les *Parfums Arys* excitent l'imagination et la subtilisent, en quelque sorte. Mais, il importe à la femme de bien savoir les harmoniser avec son âge, son caractère, son habitus vital et surtout son genre de beauté. Un parfum doit toujours s'individualiser et s'assimiler, en s'équilibrant à l'odeur naturelle du corps. Les senteurs figurent sûrement parmi les pièges les plus efficaces du cabinet de toilette des élégantes. Mais une femme sachant vraiment se parfumer est aussi rare qu'une femme sachant s'habiller et se parer. Il existe des gammes de parfums, que l'on réglemente surtout par tâtonnements et nous conseillons même aux femmes du monde les mélanges tirés de divers extraits pour l'obtention d'un total vraiment original, sympathique et étroitement incorporé à la personne. Dans les *Extraits Arys*, l'ambre et le musc véritables confèrent aux essences une finesse éthérée spéciale et leur donnent, pour ainsi dire, des ailes : ces combinaisons principales se font avec les essences naturelles absolument pures de rose, violette, jasmin, cassis, fleurs d'oranger, ylang-ylang, tubéreuse, citron, bergamote, réséda, jonquille, santal, vétiver, patchouli, etc., pour l'obtention de produits distingués et captivants par excellence.

Recommandons aussi les *Sels Arys*, sels anglais à base naturelle forte dont l'action antispasmodique et stimulante s'applique à tous les états nerveux et nauséeux, étourdissements, tendances syncopales, etc. L'inhalation nasale de ces sels est précieuse aussi pour les personnes sujettes aux rhumes à répétition : souvenons-nous des expériences célèbres démontrant que les essences oxygénatrices de l'air confèrent une réelle immunité contre les affections pulmonaires. Notons aussi la nécessité de mettre de l'*Eau Teindelys* dans le *tub;* elle laisse à la peau une odeur exquise, inédite, d'un arome capiteux en même temps que discret et doux. L'usage quotidien du tub parfumé à l'*Eau Teindelys* (1) entretient une jeunesse corporelle exemplaire. « L'amour naît de rien et meurt de tout », a dit un fin moraliste.

Il n'est pas jusqu'au home qui ne se trouvera assaini et tout embelli par l'usage des *Parfums ardents d'Arys* (à brûler) dont l'arome s'exhale en fumée bienfaisante et captivante.

---

(1) Demander la notice détaillée sur l'*Eau Teindelys* qu'*Arys* envoie gratis et franco sur simple demande.

PRODUITS DE BEAUTÉ DE GRAND LUXE

" *TEINDELAIT* "

VÉRITABLES TRÉSORS D'ÉTERNELLE JEUNESSE

AUGMENTER tous les prestiges de la séduction féminine, fortifier efficacement cette puissance de plaire, inhérente au beau sexe, c'est accomplir une mission civilisatrice supérieure, dont l'intuition traditionnelle est, de longue date, l'apanage de notre pays.

Arys s'est efforcé, avec une pénétrante délicatesse de touche, d'établir d'après mes formules les produits les plus susceptibles de conserver, d'accroître et de préserver les charmes féminins. Toutes ses spécialités joignent, on le sait, l'utile à l'agréable, l'hygiène à la dist'nction.

Les *Teindelait* poursuivent les mêmes idées (saurait-on avoir de meilleur programme?) mais par le moyen des produits de grand luxe, forcément réservés à une clientèle plus restreinte : *non licet omnibus adire Corinthum.*

Baudelaire affirmait que e maquillage a pour objet, non pas de corriger les rides d'un visage flétri et de le faire rivaliser avec la jeunesse, mais de donner à la beauté le charme de l'extraordinaire, l'attrait des choses plus belles que nature. Tel est le but poursuivi et atteint par les *Teindelait*, et cela *sans aucun genre de maquillage !*

La femme qui veut rester toujours aimée devra puiser, dans son instinct de conservation, la force et l'énergie nécessaires pour accomplir journellement sans relâche ses minutieux devoirs envers sa beauté. Ce sont ces rites constants qui perpétueront l'amour et fourniront au bonheur féminin les plus sûrs avantages : car la femme est malheureuse si elle n'accomplit pas sa mission de plaire.

Ne négligeons donc aucun soin, Mesdames, pour soutenir et fortifier notre valeur esthétique; on se néglige, et la beauté s'enfuit avec la première jeunesse.

En utilisant les *Teindelait*, la femme n'aura rien à redouter de semblable conjoncture. Elle verra tous ses charmes accrus et rehaussés, par des soins qui n'ont rien de pénible. C'est beaucoup d'être belle... c'est tout de le *paraître !*

Une femme qui se voit belle resplendit d'autant mieux, par la joie et l'orgueil que lui donne son assurance parfaite de plaire et d'être aimée : « La beauté est une magicienne : devant ses charme vainqueurs, le bon sens de l'homme, sa loyauté même, se dissolvent dans le brasier des sens (1). »

La femme ne naît pas souvent laide, mais elle le devient, comme on devient malade. Alors elle sent, peu à peu, s'évanouir et disparaître la secrète influence qu'elle irradiait autour d'elle. C'est le sinistre jour où « le petit ramoneur ne se détourne plus pour nous voir passer », ainsi que le remarquait une femme de grand esprit. Mme de Staël ne pouvait s'habituer à l'idée que la jeunesse pouvait s'en aller; elle répétait fréquemment ce seul mot de *jeunesse*, comme pour en prolonger longtemps le musical écho. Toutes les femmes aimées raisonnent sur ce point; comme Corinne, elles crient de toutes leurs forces au vieillard peu galant, au vieux Kronos armé de sa faux, ce que la Du Barry cria, dit-on, sur l'échafaud : « Encore un instant, je vous prie, monsieur le Bourreau ! »

C'est surtout au moment où son automne va sonner à l'horloge du temps, que la femme la plus jolie a besoin de veiller attentivement sur ses charmes et d'enrayer leur décadence.

Écoutez, Mesdames, vos auteurs favoris, Marcel Prévost, Paul Bourget surtout. La femme mûre est comparable à une rose épanouie, dont les pétales trop ouverts vont s'effeuiller.

---

(1) SHAKESPEARE, *Beaucoup de bruit pour rien*, acte II, sc. I.

Combien de petits signes présagent et signalent la déchéance qui est en route : de petits plis du visage, qui demain seront, hélas ! des rides; des rougeurs fugaces, qui ne demandent qu'à se transformer en couperose faciale; des plaques jaunes, des points noirs, etc., assombrissent le moral de la femme parfois avant 35 ans.

Que dire des dents moins solides, des nattes moins épaisses, de l'empâtement de la taille, de la perte de fermeté de la poitrine, etc. ?

Les *Teindelait* sont là pour remédier à tout : c'est l'enfer de la femme, mué en paradis, ou, tout au moins, en purgatoire. Avec leur appui, la femme ne consentira plus à la décadence; on ne dira plus qu'elle vieillit, mais *qu'elle est jeune depuis longtemps*. Les *Teindelait* représentent effectivement la contribution la plus étudiée à l'art subtil de plaire. Les résultats obtenus par ces produits concourent à harmoniser la nature féminine dans ses manifestations esthétiques les plus apparentes, à éloigner toute disgrâce, tout déséquilibre, tout solécisme hostile à la beauté vraie.

Les *Teindelait* sont présentés d'une manière irréprochablement élégante et parfumés de quintessences florales.

Rien n'a été négligé pour remplir les vœux les plus irréalisables d'une clientèle aristocratique. Les prix n'en sont élevés qu'en apparence, leur valeur est certaine et vous pouvez facilement vous en convaincre.

« Etre jolie, c'est bien fatigant » a dit Gérard d'Houville. Et c'est aussi, parfois, un peu coûteux. Mais il faut songer aux résultats de la beauté féminine : *hic jacet lupus...*

Les *Produits Teindelait*, même appliqués d'une manière intermittente, fournissent toujours les satisfactions promises. Car, ainsi que l'a dit un illustre observateur du beau sexe, « les femmes n'ont pas besoin d'être belles tous les jours de leur vie, il suffit qu'elles aient des moments qu'on n'oublie pas et dont on attend le retour... ».

Si donc, Mesdames, vous ne voulez pas être oubliées, n'oubliez pas vous-mêmes les *Teindelait*.

Arys a créé, à ce jour, sept *Produits Teindelait* que nous étudie-
rons sommairement : la *Crème*, la *Poudre*, le *Savon*, l'*Eau de
toilette*, le *Bain*, les *Sachets*, le *Lait de Beauté*.

CRÈME "TEINDELAIT"

La *Crème Teindelait*, qui s'étale parfaitement sur la peau,
représente, à l'heure actuelle, la préparation la plus sûre pour
restituer la fraîcheur au teint et combattre la disposition aux
boutons, aux rougeurs, au hâle, etc. Elle décape admirablement
les débris épidermiques, assouplit les tissus dont elle favorise la
rénovation et dissipe tous les troubles de la circulation de la peau.
Son usage habituel constitue un prodigieux appoint de modelage
pour faire ressortir délicatement la finesse et la régularité de
l'expression faciale. Elle donne au visage, aux mains, au cou et à
la poitrine, une blancheur naturelle et veloutée absolument idéale,
en même temps qu'elle assure et conserve la fermeté de tous les
tissus et dissipe toute sécheresse de l'épiderme.

POUDRE "TEINDELAIT"

D'une finesse incomparable et d'une coloration absolument
immuable, la *Poudre Teindelait* couvre admirablement les imperfections de l'épiderme auquel elle adhère, sans jamais inter-
rompre ou compromettre le bon fonctionnement de la peau.
C'est un artifice à la fois charmant et inoffensif, qui n'a rien du
maquillage et présente même des qualités bienfaisantes revendi-
quées par l'hygiène la plus difficile.

L'extrême impalpabilité et la grande fixité de la *Poudre Teindelait*, jointes à son parfum délicat et inédit, l'ont fait immédiatement admettre par les grandes coquettes.

On peut l'utiliser soit après le lavage de la peau, soit après
l'onction de la *Crème Teindelait* ; dans ce dernier cas, la couche se

dépose plus épaisse et plus veloutée sur l'épiderme, lorsqu'il est besoin d'en pallier les rides ou inégalités.

Arys prépare *sept teintes* (blanche, chair, ocre, rose naturel, rose pour brune, rachel clair, rachel foncé), toutes *invisibles sur la peau*, et toutes exemptes de principes suspects de nocivité.

SAVON "TEINDELAIT"

Le *Savon Teindelait* est un savon de grand luxe qui donne satisfaction aux désirs les plus raffinés de la coquetterie moderne. Préparé avec des huiles de premier choix et des alcalins de toute pureté, le *Savon Teindelait* possède le parfum délicat, distingué et tenace, avec la puissance de nettoyage et de détersion idéale. Son emploi habituel purifie et *affine* la peau : l'essai en détermine immédiatement l'adoption constante. Il s'émulsionne remarquablement avec l'eau, pour fournir une mousse crémeuse et fine, développant l'odeur la plus agréable.

Par sa richesse en principes gras, le *Savon Teindelait* convient aux peaux les plus sèches et les plus irritables, à celles même *qui ne supportent d'ordinaire aucun savon.* La perfection apportée à son empâtage, à sa coction et à son épuration, nous explique la finesse incomparable de sa fabrication, dans laquelle n'entrent que des huiles pures. Les parfums sont incorporés par pétrissage et pilonnage prolongés : c'est pourquoi ils persistent et adhèrent à la pâte intégralement, jusqu'au dernier jour de son emploi.

Action rafraîchissante et tonique sur la peau, dont l'épiderme, doux et velouté, conserve ou reprend toute la fleur de la jeunesse; blancheur parfaite des téguments; prévention des rides, des inégalités et des imperfections ou rugosités dans le grain des téguments; suppression du hâle et des taches de rousseur chez les personnes qui vivent au grand air et se livrent au sport automobile; nettoyage intégral des pores de la peau et disparition des points noirs les plus rebelles, tels sont les avantages esthétiques et salutaires du *Savon Teindelait.*

Il prépare et corrobore, par une suprême hygiène de la peau, l'œuvre de beauté et de séduction réalisée par les autres *Produits Teindelait.*

EAU DE TOILETTE " TEINDELAIT "

Cette eau de toilette est le dernier mot du perfectionnement, grâce au choix et à la pureté parfaite des alcoolats qui la constituent. On l'emploie pure ou coupée d'eau tiède, chaude ou froide, suivant les cas, toutes les fois qu'il faut remédier au teint blafard, terreux, terne, lorsque surtout ces troubles sont dus à un excès de sécrétions grasses, ce que l'on reconnaît à la présence de points noirs et aux ailes du nez habituellement huileuses, avec dilatations des pores et souvent de petits vaisseaux apparents.

L'*Eau Teindelait* procure la netteté absolue du visage et du corps (on l'emploie volontiers en frictions, au sortir du bain ou au moment du coucher).

Sur le visage, elle sait rehausser les qualités mates et rosées des diverses parties, au contraste desquelles la femme doit la majeure supériorité de ses attraits.

C'est aussi une véritable découverte pour resserrer les pores élargis et conquérir ainsi un épiderme parfait qui, plus qu'un sonnet sans défaut, vaut bien un long poème...

La femme qui fait usage de l'*Eau Teindelait* prend toujours une expression éclatante et répand autour d'elle un délicieux parfum, évocateur de la fleur dont il émane. Ce parfum est le seul qui peut se combiner sans dommage avec l'*odor di femina*, de celle qui est, elle-même, une fleur *sui generis*.

BAIN " TEINDELAIT "

Le *Bain Teindelait* (un sachet pour un bain) a été combiné pour l'entretien d'une circulation régulière et active, qui perpétue la juvénilité par la parfaite intégrité de la peau, le bon fonctionnement des pores, la défense résistante du système nerveux. Son usage adoucit et embellit les surfaces les plus sèches, les plus ternes, les plus rugueuses et les plus chagrinées. Affermir et rénover la peau et les muqueuses : tel est son prestigieux programme.

En contact avec le liquide parfumé et *modificateur*, les téguments immergés revêtent ainsi une vitalité extraordinaire.

L'organisme entier éprouve une sensation de délassement général, d'énergie tempérée et de sédation nerveuse, se traduisant par le bien-être et par une fraîcheur générale inusitée.

La peau entière du corps devient d'une blancheur et d'une douceur parfaites au contact. En un mot, c'est la formule rêvée.

La moitié d'un sachet peut servir à préparer un bain de siège (ordinairement à 38°) dont on sait les qualités précieuses pour tonifier l'énergie et prolonger indéfiniment la jeunesse des organes du bassin.

Le tiers d'un sachet peut servir aussi comme *pédiluve* (8 à 10 litres d'eau à 40°), afin d'obtenir, sous une forme douce et parfumée, la détersion bienfaisante des extrémités, principalement en cas de migraine, mal de gorge, etc...

SACHETS " TEINDELAIT "

Les *Sachets Teindelait* ont été préparés spécialement par moi pour donner à la peau une fraîcheur incomparable et conserver la jeunesse des tissus.

On jette environ un litre d'eau tiède sur un sachet, de façon à bien le mouiller, puis on frotte doucement le visage avec le sachet même en le trempant dans l'eau aussi souvent qu'il est nécessaire pour bien le maintenir mouillé; se lotionner ensuite avec l'eau qui a été ainsi utilisée. Se laver ainsi pendant deux à trois minutes (matin et soir). Un sachet ne peut servir qu'une fois. Le léger frottement que nécessite son emploi, assure un étroit contact avec tous les points de l'épiderme à déterger et la pénétration inévitable des divers principes bienfaisants contenus dans le sachet. Ces principes se répandent, peu à peu, dans les couches supérieures de la peau et les modifient utilement.

La femme élégante qui a fait essai des *Sachets Teindelait* ne saurait plus s'en priver, à l'avenir, pour ses ablutions, car elle aura rapidement reconnu la supériorité de leur valeur détersive, raffermissante, rénovatrice, rafraîchissante et rajeunissante.

Les sachets sont surtout parfaits pour prévenir le hâle, les points noirs et les éphélides, ainsi que pour résoudre les bourrelets graisseux du visage.

Nous les recommandons à toutes les personnes qui voyagent. Nombre de médecins les conseillent aussi pour l'hygiène parfaite de l'épiderme des bébés.

LAIT "TEINDELAIT"

Cette préparation évite le *luisant* de la peau, facilite son poudrage régulier, assure à l'épiderme un grain velouté et satiné vraiment exquis, et fournit, à certaines régions du corps, une pureté irréprochable et une suave odeur.

Le *Lait Teindelait* (1) constitue, sur toutes les préparations analogues, un progrès des plus marqués. Il concilie la fraîcheur et la fermeté, la douceur et la tonicité. Il remédie à la *flaccidité* des tissus, sans exercer cette action astringente qui compromet la souplesse, si recherchée, des tissus dermiques. Son action, lorsqu'on l'applique pur ou coupé d'eau bouillie, décongestionne les téguments, supprime les cuissons, rougeurs, démangeaisons et sécrétions grasses; prévient sûrement les épaississements, desquamations, crevasses, rides, engelures, coups de soleil, hâle, taches de rousseur, etc.

---

(1) Demander la notice détaillée sur les *Produits Teindelait*, qu'*Arys* envoie gratis et franco sur simple demande.

CONCLUSIONS

ᵒᵒᵒᵒ◯ᵒᵒᵒᵒ

La nature et la santé sont les sources de toute beauté : c'est pourquoi les produits de la parfumerie doivent rester toujours conformes à la nature et à l'hygiène. Mais, comme l'a dit Molière, la grande règle pour la femme, est de plaire : aussi ne réfléchit-elle pas toujours assez au choix des moyens. Or, ici, les bagatelles sont choses sérieuses et les amorces de séduction sont loin d'être toujours inoffensives...

Arys a su nous garder, dans la préparation de ses *Produits*, de ces solécismes contre l'hygiène et de ces orgies cacophoniques de senteurs, qui éloignent de bien des femmes célèbres les personnes tant soit peu averties. Rien de plus vétuste et même de plus macabre, que les anachronismes de la parfumerie contemporaine, indignes de notre siècle de progrès et de lumière.

Il ne s'agit pas d'être remarquée, mais d'être distinguée. Où commence l'artifice, l'élégance finit : car l'élégance n'est jamais révélatrice.

Actuellement, on ne voit plus que teints dévastés par le maquillage et physionomies ravagées par l'abus des massages et électrisations dites *de beauté*. Par politesse, on ne dit pas que ces femmes sont vieilles; mais on remarque volontiers qu'elles sont jeunes depuis trop longtemps ! Des yeux charbonneux, des joues enfarinées, des lèvres sanglantes et une piste musquée, quel triste idéal pour la coquetterie féminine ! Ajoutez-y souvent des dents et des cheveux postiches... Nous ne parlons pas des teintures présentant toutes les nuances de l'arc-en-ciel !

Nous avons cherché, dans les pages qui précèdent, à remonter le courant et à montrer toutes les ressources qu'une femme intelligente peut et doit puiser dans le répertoire d'*Arys*, pour que le trésor de sa beauté devienne une fête quotidienne. Même lorsqu'elle a choisi le compagnon unique de sa vie, ne doit-elle pas toujours agir comme si elle voulait, sans trêve, renouveler sa conquête?

Le sentiment esthétique existe jusque dans le sous-sol de la plus humble vie féminine : la femme a la religion de la beauté et c'est heureux pour le charme de l'existence ! Mais elle doit *se défendre par des armes loyales et rationnelles*, sous peine de perdre sa grâce et son harmonie vivaces et de n'être plus qu'une fleur fanée :

> Cultivez vos attraits. La plus belle nature
> Veut les soins délicats d'une aimable culture.
> Mais, si l'usage est doux, l'abus est odieux.
> Des parfums entassés l'abus fastidieux,
> De la triste laideur trop impuissantes armes,
> A d'indignes soupçons exposeraient vos charmes (1).

---

(1) André CHÉNIER.

BIBLIOTHÈQUE ARYS

Par le Dr REYMONDON

Les Dendelys.	**Les Créations Arys.**
Les Teindelys.	**Les Produits Teindelait.**

Ces notices sont envoyées gratis et franco sur simple demande.

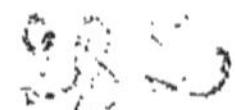

Paris. — Imp. PAUL DUPONT (Cl.).

SOIGNEZ VOS CHEVEUX

Nettoyage : Shampooing du Dr Reymondon.

Entretien journalier : Lotion Mélorys.

Culture capillaire : *Lutrésol*, découvert par le Dr Reymondon, est un produit très actif et non toxique, d'une efficacité reconnue et certaine. Assure une chevelure admirable, donne toute satisfaction. (Tonique et fortifiant du bulbe pilaire dont il assainit la vitalité, décongestif et nutritif du cuir chevelu.) Il y a avantage à faire dissoudre le *Lutrésol* dans la lotion Mélorys.

L'action du Lutrésol sera complétée par une application de :

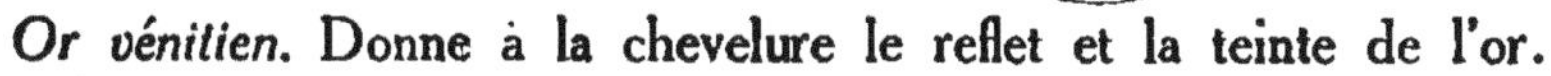

    Orfalys A (cheveux gras).
    Orfalys B (cheveux secs).

Ondalys, pour onduler.

Or vénitien. Donne à la chevelure le reflet et la teinte de l'or.

Brillantines Arys, liquides et cristallisées.

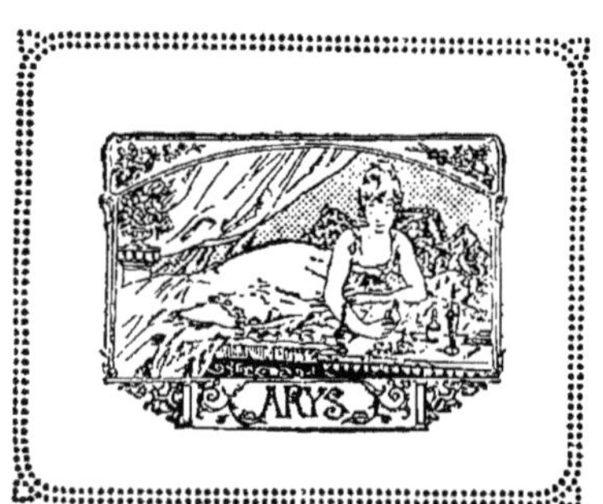

ARYS